AF467249

DES ALCOOLS EMPLOYÉS EN MÉDECINE

PAR

LOUIS HÉBERT
DOCTEUR EN MÉDECINE
Pharmacien en chef de l'hôpital des Cliniques.
Membre de la Société botanique de France, de la Société élémentaire,
de la Société de Pharmacie,
Professeur secrétaire de l'Association philotechnique,
Officier d'Académie.

PARIS
F. SAVY, LIBRAIRE-ÉDITEUR
24, RUE HAUTEFEUILLE, 24

1863

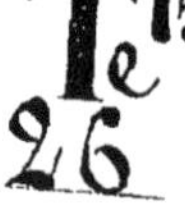

DES ALCOOLS

DES

ALCOOLS

EMPLOYÉS EN MÉDECINE

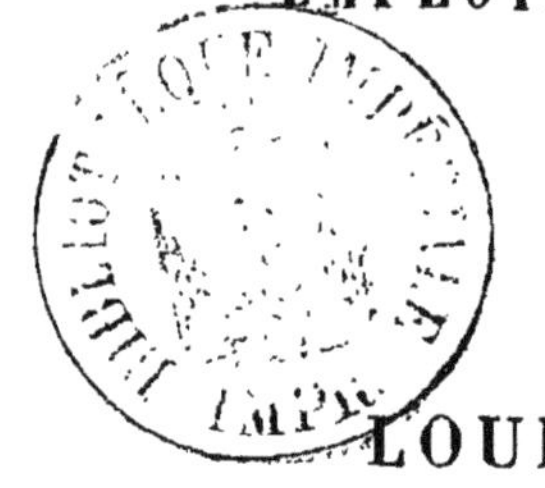

PAR

LOUIS HÉBERT

DOCTEUR EN MÉDECINE

Pharmacien en chef de l'hôpital des Cliniques.
Membre de la Société botanique de France, de la Société élémentaire,
de la Société de Pharmacie,
Professeur secrétaire de l'Association philotechnique,
Officier d'Académie.

PARIS

F. SAVY, LIBRAIRE-ÉDITEUR

RUE HAUTEFEUILLE, 24.

1863

DES ALCOOLS

PREMIÈRE PARTIE

GÉNÉRALITÉS

Avant la publication de l'important travail de MM. Dumas et Péligot sur l'alcool méthylique, en 1835, les chimistes étaient sans doute fort éloignés de soupçonner que, dans l'espace de quelques années, le nombre des alcools deviendrait aussi considérable qu'il l'est en réalité aujourd'hui. Ils soupçonnaient moins encore, assurément, qu'un jour viendrait où, sans trop forcer les analogies, on serait amené, par suite des progrès mêmes de la science, à considérer comme des alcools non-seulement des liquides peu ou point inflammables, plus denses, et, en général, moins volatils que l'alcool ordinaire, mais aussi un grand nombre de substances solides et pour la plupart incapables de se volatiliser sans décomposition.

Il était, en effet, difficile de prévoir que, à force d'être élucidée, la question se compliquerait à ce point d'amener les chimistes à envisager la glycérine, la cholestérine, la mannite et les diverses matières sucrées comme de véritables alcools. C'est cependant à cette conséquence, en apparence étrange, que nous ont conduits les travaux remarquables entrepris récemment sur ce sujet par plusieurs savants, notamment par M. Berthelot.

Depuis une époque qu'il serait difficile de préciser, on a successivement désigné sous les noms d'*esprit ardent*, d'*esprit de vin* et d'*alcool*, une substance liquide, volatile et inflammable, obtenue par la distillation de plusieurs produits fermentés.

Mais, bien que la plupart des propriétés caractéristiques de l'esprit de vin, ainsi que ses effets sur l'organisme, fussent déjà connus depuis longtemps, ce liquide remarquable était encore, il y a une trentaine d'années, resté, chimiquement parlant, sans analogue et sans congénère.

La découverte de l'esprit de bois date, il est vrai, de 1812, mais la véritable nature de cette substance et la grande analogie que présentent ses propriétés chimiques avec celles de l'alcool ordinaire, ne furent démontrées qu'au commencement de 1835, par MM. Dumas et Péligot.

Un an plus tard, les mêmes savants retrouvaient également les caractères généraux de l'alcool dans l'éthal, produit que M. Chevreul avait obtenu, en 1823, par la saponification de la matière grasse connue sous le nom de blanc de baleine. Peu de temps après, en 1839, M. Cahours, ayant constaté les propriétés fondamentales de l'huile de pomme de terre, proposa aussi de ranger ce liquide sous le nom d'*alcool amylique*, dans le groupe des composés qui nous occupent.

« Découvrir ou caractériser un corps comme *alcool*,

disait alors M. Dumas, c'est enrichir la chimie organique d'une série de produits analogues à ceux que représente, en chimie minérale, la découverte d'un métal nouveau. »

Ces paroles, que l'illustre savant modifierait sans doute aujourd'hui, contribuèrent peut-être à donner l'élan parmi les chimistes et à appeler l'attention d'un grand nombre d'entre eux vers l'étude de ce genre de corps. Mais, quoi qu'il en soit, c'est à partir de ce moment que le nombre des dérivés de chacun des alcools déjà connus commença à s'accroître d'une manière vraiment notable. Bientôt aussi, le groupe lui-même des homologues de l'alcool normal s'augmenta d'un certain nombre de termes nouveaux : M. Brodie, en 1848 et 1849, trouva les alcools cérotique et mélissique; M. Wurtz, en 1854, l'alcool butyrique; M. Bouïs, en 1855, l'alcool caprylique; M. Chancel, l'alcool propylique : tous pouvant être représentés dans leur constitution par l'union d'un carbure d'hydrogène $C^{2n} H^{2n}$ avec les éléments de deux équivalents d'eau : tous, par conséquent, répondant à la formule $C^{2n} H^{2n+2} O^2$.

Mais, en 1853, M. Cannizzaro, renversant la réaction par laquelle les alcools fournissent des aldéhydes, réussit à transformer un certain nombre de ces aldéhydes en alcools correspondants, appartenant à des séries différentes, dans lesquelles le nombre des équivalents de l'hydrogène est inférieur à celui des équivalents du carbone. Tel, par exemple, l'alcool benzoïque, préparé au moyen de l'essence d'amandes amères; l'alcool cuminique, tiré de l'essence de cumin, et aussi l'alcool allylique, remarquable par les relations qu'il présente avec les essences des crucifères.

Ces divers alcools, qui forment aujourd'hui quatre ou cinq groupes distincts, sont composés, il est vrai, de carbone et d'hydrogène dans un rapport variable, mais ils renferment encore, comme ceux du groupe précédent, un nombre constant d'équivalents d'oxygène et sont comme eux monoatomiques.

Comme on va le voir, il n'en est plus de même des composés considérés plus récemment comme des alcools, et dont il nous reste à parler.

Les résultats obtenus par M. Chevreul avaient depuis longtemps fait regarder les corps gras neutres comme des composés salins comparables aux éthers. Mais, pour que cette manière d'envisager les faits sortît du domaine de l'hypothèse, il restait à élucider un point important; il restait à savoir si la glycérine était toute formée dans la stéarine, l'oléine, la butyrine, etc.; ou bien si cette prétendue base ne prenait point naissance pendant leur saponification.

Déjà M. Pelouze avait produit des sulfoglycérates et des phosphoglycérates analogues aux sulfovinates et aux phosphovinates, et, par une méthode indirecte, avait réussi à obtenir une combinaison d'acide butyrique et de glycérine. Mais M. Berthelot, en reprenant l'étude de ce dernier corps et en l'unissant directement aux acides, pour constituer des corps gras neutres, qui jusqu'alors étaient demeurés des produits naturels, vint donner aux idées émises par

M. Chevreul une entière et éclatante consécration.

Mais là ne devait pas se borner, sur ce sujet, le résultat des recherches de M. Berthelot.

Les chimistes, comme on le sait, étaient assez peu d'accord sur la véritable constitution des corps gras. Gmelin avait été conduit à regarder la stéarine comme formée d'un équivalent de glycérine unie à deux équivalents d'acide stéarique, moins les éléments de huit équivalents d'eau. M. Duffy avait constaté qu'une quantité de stéarine, qui en se saponifiant donne un équivalent d'acide gras, ne perd pour former de la glycérine que deux équivalents de carbone. Ce chimiste n'avait néanmoins tiré aucune conséquence de ce fait important, car il considérait la stéarine comme ne renfermant qu'un seul équivalent d'acide stéarique. M. Berthelot montra le premier que le véritable équivalent de la stéarine est la quantité de ce corps qui en se saponifiant donne naissance à 3 équivalents d'acide stéarique et à un équivalent de glycérine ; et que, pour se saturer complétement, cette substance se combine à trois équivalents d'un acide monobasique en donnant lieu à l'élimination de 6 équivalents d'eau.

Ainsi donc, de même qu'il existe des acides qui, comme l'acide phosphorique, exigent pour leur complète saturation 3 équivalents de base, la glycérine nous offre l'exemple d'une base qui pour se saturer complétement exige 3 équivalents d'acide. Et, comme dans la plupart de ses réactions, la glycérine, à cette différence près, se comporte à la manière de l'alcool ordinaire et ses homologues, M. Berthelot a été conduit à considérer ce liquide comme type d'un nouveau groupe d'alcools, les *alcools polyatomiques.*

Cette nouvelle notion introduite dans la science eut bientôt de féconds résultats. En considérant d'une part l'alcool normal type des alcools monoatomiques répondant à la formule générale $C^{2n}H^{2n+2}O^{2}$, et d'autre part la glycérine, type des alcools triatomiques de la formule $C^{2n}H^{2n+2}O^{6}$, M. Wurtz conçut l'idée qu'il devait exister entre ces deux groupes un groupe intermédiaire, et l'expérience est venue confirmer ses prévisions. En effet, il découvrit bientôt plusieurs termes d'une série nouvelle de corps répondant à la formule $C^{2n}H^{2n+2}O^{4}$ auxquels il donna le nom de *glycols* ou *alcools diatomiques :* « glycols, « pour marquer la double analogie qui les relie à la gly- « cérine d'une part, à l'alcool de l'autre; alcools dia- « tomiques, pour exprimer ce qu'il y a de plus fonda- « mental dans leurs propriétés, c'est-à-dire une capacité « de saturation double de celle de l'alcool ordinaire. » (M. Wurtz, *Ann. de chimie et de physique,* 1859).

En résumé, il résulte de ce qui précède que le sujet qui nous occupe, de simple qu'il était d'abord, est devenu chaque jour plus étendu et plus complexe. Sous le nom d'alcools on peut, en effet, comprendre aujourd'hui plusieurs groupes de corps neutres admettant dans leur constitution 2, 4 ou 6 équivalents d'oxygène unis à un nombre d'équivalents d'hydrogène et de carbone en rapport constant pour les espèces d'un même groupe, mais variable pour chacun d'eux; tous, du reste, ayant avec l'alcool ordinaire un certain nombre de propriétés fondamentales communes, notamment celle de se combiner directement aux acides, avec élimination d'eau, pour donner naissance à des composés neutres désignés sous le nom d'*éthers*.

L'*alcool ordinaire* $C^4H^6O^2$ et ses homologues, en s'unissant à un acide monobasique, ne peuvent former qu'un seul éther neutre, ex. : l'éther acétique ; ils sont *monoatomiques*.

Il en est de même des *isologues* de l'alcool normal indiqués précédemment et dans lesquels le nombre des équivalents de l'hydrogène est inférieur à celui des équivalents du carbone, la proportion de l'oxygène restant constante ex. : l'alcool benzoïque.

Le glycol $C^4H^6O^4$ et ses congénères pouvant prendre deux équivalents d'un acide quelconque et former deux éthers neutres sont conséquemment *diatomiques*.

Enfin la glycérine $C^6H^8O^6$ seul terme connu du troisième groupe, pouvant se combiner avec 1, 2 ou 3 équivalents d'acide et former 3 éthers neutres : est *triatomique*.

Des considérations théoriques déduites de la notion de la polyatomicité introduite dans l'histoire de ces corps ont conduit en outre M. Berthelot à envisager aussi les matières sucrées et divers autres produits comme des alcools particuliers pour la plupart hexatomiques, c'est-à-dire susceptibles de se combiner à 1, 2, 3, 4, 5, 6 équivalents d'un acide quelconque ou à 6 équivalents d'acides différents, pour donner naissance à un nombre incalculable de combinaisons

Cette manière de voir, étayée par de nombreuses

analogies et défendue avec un incontestable talent par M. Berthelot, finira, nous inclinons à le croire, par triompher tôt ou tard. Mais elle est, aujourd'hui, encore loin d'être admise ; et, le fût-elle, que nous ne saurions, sans sortir du cadre qui nous a été tracé, comprendre dans ce travail l'étude des matières sucrées.

Nous ne pouvons non plus, sans quitter le point de vue purement médical auquel nous devons nous restreindre, entreprendre d'exposer ici les nombreuses réactions auxquelles peuvent donner lieu les différents groupes d'alcools dont nous venons de faire l'énumération. Cette étude générale qui ne manquerait pas de présenter un très-vif intérêt et d'acquérir une importance de premier ordre dans une thèse de chimie pure, deviendrait une sorte de hors-d'œuvre dans un travail qui ne doit évidemment avoir trait qu'aux alcools employés en médecine, ou fournissant des produits médicamenteux, savoir : l'alcool de vin, l'esprit de bois, l'huile de pommes de terre, et la glycérine.

Du reste, comme les termes d'un même groupe de ces corps présentent entre eux les analogies les plus frappantes et qu'il suffit de connaître en général les composés dérivés d'un alcool quelconque pour prévoir l'existence, la formule et le mode de production des composés correspondants formés par ses homologues, nous serons naturellement amené, en retraçant l'histoire chimique particulière de l'alcool ordinaire, de l'esprit de bois, de l'huile de pommes de terre et de la glycérine, à exposer la plupart des propriétés générales qui caractérisent les deux groupes principaux de la classe, savoir : les alcools *monoatomiques* $C^{2n}H^{2n+2}O^{2}$ et les alcools *triatomiques*.

Enfin pour compléter l'idée générale que nous avons voulu donner du sujet dans cette esquisse et pour nous résumer, nous réunirons, en prenant la triatomicité pour limite, les alcools aujourd'hui connus dans le tableau suivant :

Alcools monoatomiques

homologues de l'alcool normal ($C^{2n}H^{2n+2}O^{2}$).

Alcool méthylique	$C^{2}H^{4}O^{2}$	Alcool caproïque	$C^{12}H^{14}O^{2}$
— vinique	$C^{4}H^{6}O^{2}$	— œnanthylique	$C^{14}H^{16}O^{2}$
— propylique	$C^{6}H^{8}O^{2}$	— caprylique	$C^{16}H^{18}O^{2}$
— butyrique	$C^{8}H^{10}O^{2}$	— éthalique	$C^{32}H^{34}O^{2}$
— amylique	$C^{10}H^{12}O^{2}$	— cérotique	$C^{54}H^{56}O^{2}$
		— mélissique	$C^{60}H^{62}O^{2}$

Alcools isologues de l'alcool normal.

1er *groupe.* $C^{2n}H^{2n}O^{2}$

Alcool allylique	$C^{6}H^{6}O^{2}$	Alcool menthique	$C^{20}H^{20}O^{2}$

2e *groupe.* $C^{2n}H^{2n-2}O^{2}$

Alcool campholique $C^{20}H^{18}O^{2}$

3e *groupe.* $C^{2n}H^{2n-6}O^{2}$

Alcool benzoïque	$C^{14}H^{8}O^{2}$	Alcool cuminique	$C^{20}H^{14}O^{2}$

Alcool phénique $C^{12}H^{6}O^{2}$

4e *groupe.* $C^{2n}H^{2n-8}O^{2}$

Alcool cinnamique	$C^{18}H^{10}O^{2}$	Cholestérine	$C^{52}H^{44}O^{2}$

Alcools diatomiques.

$C^{2n}H^{2n+2}O^{4}$

Glycol normal	$C^{4}H^{6}O^{4}$	Glycol propylique	$C^{6}H^{8}O^{4}$
— butylique	$C^{8}H^{10}O^{4}$	— amylique	$C^{10}H^{12}O^{4}$

Alcools triatomiques.

$C^{2n}H^{2n+2}O^{6}$

Glycérine $C^{6}H^{8}O^{6}$

DEUXIÈME PARTIE

DES DIVERS ALCOOLS

EMPLOYÉS EN MÉDECINE.

Alcool ordinaire.

$C^4H^6O^2$

Les matières sucrées, soumises, dans des circonstances convenables, à l'action de ferments particuliers, sont susceptibles d'engendrer plusieurs produits, parmi lesquels figurent surtout de l'alcool et de l'acide carbonique. L'acide carbonique se dégage pendant la fermentation à mesure qu'il prend naissance, mais l'alcool reste dans la liqueur et peut en être extrait par la distillation.

« Si l'on suppose, disait Gay-Lussac, que les produits fournis par le ferment puissent être négligés relativement à l'alcool et à l'acide carbonique, qui sont les seuls résultats sensibles de la fermentation, on trouvera qu'étant données 100 parties de sucre, il s'en convertit pendant la fermentation 51,34 en alcool, et 48,66 en acide carbonique. »

MM. Dumas et Boullay firent voir que les nombres qui précèdent s'appliquent aux sucres de la formule

$C^{12}H^{12}O^{12}$ et non, comme le pensait Gay-Lussac, au sucre de canne qui ne peut fermenter sans prendre d'abord les éléments d'un équivalent d'eau. De plus, M. Dubrunfaut reconnut quelque temps après que ce dernier sucre avant de fermenter se transforme tout d'abord en sucre incristallisable. On pensa pendant longtemps que la fermentation avait seulement pour résultat d'opérer cette transformation et de dédoubler le sucre en alcool et acide carbonique. C'est ce que montrait en effet l'équation théorique

$C^{12}H^{12}O^{12} = 2C^{4}H^{6}O^{2} + 4CO^{2}$ qui, croyait-on,

rendait complétement compte du phénomène; mais, il y a quelques années, M. Pasteur constata qu'en outre de l'alcool et de l'acide carbonique, la glycérine et l'acide succinique sont aussi des produits constants de la fermentation alcoolique, et proposa, pour rendre compte de la formation de ces deux substances, l'équation suivante

$$49(C^{12}H^{11}O^{11}) + 109(HO) = 12C^{8}H^{6}O^{8} + 72C^{6}H^{8}O^{6} + 60CO^{2}$$

Le produit ordinaire de la distillation d'un liquide fermenté est de l'alcool plus ou moins étendu d'eau qui, suivant les provenances, porte des dénominations différentes. On appelle *eau-de-vie* le produit de la distillation des vins; *taffia*, l'eau-de-vie de mélasse; *rhum*, le produit distillé de la fermentation du vesou ou jus de canne à sucre. Le riz et les noix d'arec fournissent le *rack;* les prunes, le slerovitza; les cerises noires, le *kirsch;* le lait fermenté, le *koumiss;* le malt, le *whisky*, etc. On trouve encore dans le commerce les alcools de betteraves, de grains, de sorgho, de fécule, d'asphodèle, de topinambour, de dahlia. Enfin on a proposé aussi de produire de l'alcool avec le maïs, les carottes, le chiendent, les figues, les fruits acides, les baies de sureau, etc.

Des principes odorants ou sapides particuliers à chacun de ces liquides alcooliques les font aisément reconnaître et rendent quelques-uns d'entre eux plus ou moins désagréables. L'alcool employé à la préparation des médicaments doit avoir une saveur franche et une odeur suave. Pour cette raison, il est préférable de n'employer à cet usage que de l'alcool de vin.

Préparé pendant longtemps par la distillation à feu nu des vins rouges et plus spécialement des vins blancs, l'alcool est obtenu aujourd'hui à la vapeur dans des appareils qui, depuis Ed. Adam, ont été singulièrement perfectionnés, par Cellier Blumenthal d'abord, qui rendit la distillation continue, puis par MM. Derosne et Cail, Laugier, Dubrunfaut, etc.

En fractionnant les produits de la distillation ou en soumettant l'eau-de-vie à une rectification, on obtient l'alcool appelé dans le commerce esprit ou *trois-six* de Montpellier.

Le degré de l'eau-de-vie est ordinairement de 22° à 24°; mais avec le temps, il s'affaiblit et peut descendre à 18°. L'eau-de-vie est reçue dans des fûts dont elle dissout un peu de la matière colorante. Cette coloration, d'autant plus sensible que le séjour dans les tonneaux a été plus long, fait qu'on est disposé à accorder plus de qualité ou du moins plus de vétusté à l'eau-de-vie colorée; mais le commerce, pour satisfaire cette prévention du consommateur, coupe avec de l'eau les trois-six de Montpellier et plus souvent encore des produits très-inférieurs qui sont ensuite colorés avec une infusion de thé additionnée de caramel.

L'expression de *trois-six* quelquefois encore employée dans le commerce dérive d'un ancien mode d'évaluation des liquides spiritueux qu'on rapportait autrefois à l'alcool dit *preuve de Hollande,* marquant 19° Cartier et renfermant environ la moitié de son volume d'alcool absolu : un alcool dont 3 mesures ajoutées à 3 mesures d'eau faisaient 6 mesures d'esprit à 19° était un esprit *trois-six.*

Le seul instrument employé à la détermination de la richesse alcoolique des esprits a été pendant longtemps l'aréomètre de Cartier. Il marquait 0 dans l'eau pure et 44° dans l'alcool absolu.

Aujourd'hui, en France, l'aréomètre légal est celui de Gay-Lussac, dont les degrés de 0 à 100° indiquent immédiatement la quantité en volumes de l'alcool absolu que peuvent renfermer les liquides. Ses indications ne sont rigoureusement exactes qu'autant que l'observation est faite à + 15°. Si la température est plus élevée ou plus basse, il faut avoir recours à des tables de correction qui donnent alors le titre réel.

A défaut de ces tables on peut faire le calcul à l'aide de la formule suivante donnée par Francœur :

soit c le nombre des degrés que marque l'alcoomètre dans un alcool donné à la température t, au-dessus ou au-dessous de $+ 15°$; x exprimant le nombre de centièmes en volumes d'alcool absolu à la température $+ 15°$ contenus dans le liquide; on a l'équation :

$$x = c \pm 0{,}4t$$

Supposons que l'alcool donné marque 59° à la température de + 25°, la formule précédente donnera :

$$x = 59 - 0{,}4 \times 10$$
$$= 55°$$

Toutes les fois qu'un liquide alcoolique est constitué seulement par un mélange d'eau et d'alcool, les aréomètres donnent des indications très-précises; mais on conçoit aisément qu'il n'en soit plus de même lorsqu'il s'agit de déterminer la force alcoométrique d'un vin ou de tout autre liquide qui renferme, outre l'alcool et l'eau, des matières salines susceptibles d'augmenter plus ou moins sa densité. Cependant M. Tabarié avait imaginé de se servir encore dans ce cas d'un aréomètre, mais en l'employant d'une manière particulière. S'il s'agissait d'un vin, par exemple, au lieu de se contenter de plonger simplement l'aréomètre et de marquer le point d'affleurement, il le plongeait d'abord dans un volume déterminé de vin, notait le point d'affleurement, réduisait ensuite le liquide par l'évaporation à la moitié de son volume primitif, afin d'en chasser tout l'alcool, remplaçait par de l'eau distillée le volume d'alcool vaporisé; et quand le liquide, ramené à son volume primitif, était refroidi, il y plongeait une seconde fois l'instrument. La différence entre les deux points d'affleurement, nécessairement d'autant plus forte que la proportion d'alcool vaporisé avait elle-même été plus considérable, servait de mesure à la richesse alcoolique. Mais ce procédé d'essai de M. Tabarié n'eut qu'un succès très-éphémère par la raison qu'on reconnut bientôt que la soustraction de l'alcool des liqueurs chargées de matières extractives en proportions diverses n'amenait pas des différences de densité nécessairement proportionnelles au volume de l'alcool qui disparaissait.

Divers autres moyens ont été employés. M. Brossard-Vidal et après lui M. Conaty ont proposé d'estimer la richesse alcoolique d'une liqueur au moyen de la température que marque un thermomètre dont le réservoir plonge dans cette liqueur au moment où elle entre en ébullition. Ces expérimentateurs ont remarqué, en effet, qu'un mélange d'eau et d'alcool bout à une température comprise entre + 100° et + 78°,4, et d'autant plus rapprochée de + 100° que ce mélange renferme plus d'eau; la proportion des matières solides tenues en dissolution n'exerçant qu'une influence à peu près négligeable sur la nature du résultat.

En s'appuyant sur ce fait que l'alcool absolu présente de 0° à 100° une dilatation triple de celle de l'eau, et de 25° à 50° une dilatation plus grande encore, M. Silbermann, pour déterminer la force alcoométrique d'une liqueur donnée, a construit sous le nom de *dilatomètre* une sorte de pipette propre à mesurer la dilatation obtenue en passant de 25° à 50°.

Mais de tous les procédés proposés jusqu'ici pour déterminer la richesse d'un liquide en alcool, le meilleur et le plus généralement suivi est celui de Descroizilles, perfectionné successivement par Gay-Lussac et par M. Salleron. Il consiste dans l'emploi d'un petit alambic composé d'une cucurbite en communication avec l'extrémité d'un tube contourné en spirale, placé dans un réfrigérant. On arrête la distillation lorsqu'on a recueilli dans une éprouvette graduée une quantité de produit égalant le tiers du liquide à essayer; on obtient ensuite le degré réel en divisant par trois l'indication fournie par l'alcoomètre.

L'alcool, avant d'être employé à la préparation des médicaments, doit être préalablement rectifié, c'est-à-dire débarrassé des matières étrangères fixes qu'il aurait enlevées aux corps laissés en son contact, notamment aux tonneaux dans lesquels on l'aurait conservé; et aussi de la majeure partie des huiles volatiles que lui auraient cédées certaines substances aux dépens desquelles on l'aurait produit. Pour cela, il suffit de le placer dans le bain-marie d'un alambic et de le distiller à un feu modéré, de manière à recueillir à très-peu près autant de liquide qu'on en a mis en expérience. L'alcool se condense dans le récipient complétement privé de matières fixes et n'entraînant que des traces d'huile volatile.

Pour obtenir l'alcool concentré, on le distille comme

il vient d'être dit, mais en ayant soin cette fois de fractionner les produits; mieux encore, on le distille sur des matières salines, susceptibles de lui enlever, sans lui faire éprouver d'altération, la majeure partie ou la totalité de l'eau qu'il peut contenir. A cet effet, on peut employer l'acétate de potasse, le sulfate de soude, le chlorure de calcium, le carbonate de potasse, la chaux.

De toutes ces matières, le carbonate de potasse est, d'après M. Soubeiran, celle qui donne les résultats les plus avantageux. En effet on n'a pas à redouter dans ce cas l'altération de l'alcool par la raison que l'alcali n'est pas caustique et qu'il n'est pas soluble; mais on ne peut, par ce moyen, amener l'alcool au delà de 94° à 95°.

L'alcool absolu, c'est-à-dire anhydre, peut s'obtenir en laissant digérer pendant vingt-quatre heures, avec 500 grammes de chaux vive par litre, l'alcool déjà concentré par le carbonate de potasse. On essaye les produits à mesure qu'ils s'écoulent, afin de s'assurer qu'ils sont bien à 100°.

L'alcool parfaitement anhydre ne doit point troubler la benzine (Gorgeu) ni donner de coloration bleue avec le sulfate de cuivre anhydre (Casoria).

Propriétés physiques et chimiques. Ainsi obtenu, l'alcool est un liquide incolore, très-fluide, d'une densité de 0,794 à + 15°, entrant en ébullition à 78°,41 sous la pression de 0,76 (Gay-Lussac), restant fluide aux plus basses températures.

Lorsqu'on met en contact l'eau et l'alcool, les deux

liquides forment ensemble une combinaison accusée par un dégagement de chaleur d'où peut même résulter d'abord un accroissement dans le volume du mélange. Mais lorsque la température est revenue au point de départ, on constate au contraire une très-sensible contraction.

Un mélange de neige et d'alcool peut abaisser la température jusqu'à — 37°.

L'alcool dissout l'iode, le brome, la potasse, la soude, l'ammoniaque et quelques autres gaz; il dissout aussi, mais en petite quantité, le soufre et le phosphore. Les résines, les matières grasses, les essences, les alcaloïdes, se dissolvent en général très-facilement dans l'alcool. Les substances fortement oxygénées, au contraire, y sont en général peu ou point solubles.

Les sulfures, les cyanures alcalins et un grand nombre de sels déliquescents, sont solubles dans l'alcool; mais les sels minéraux insolubles ou peu solubles dans l'eau ne se dissolvent pas non plus dans l'alcool. Toutefois le deutochlorure de mercure, le deutobromure et le deuto-iodure du même métal font exception. Les sulfates et les carbonates y sont parfaitement insolubles : si l'on verse un liquide dans lequel on soupçonne la présence de l'alcool, dans un tube contenant du carbonate de potasse desséché et qu'on agite pendant quelques instants, l'alcool ne tarde pas à venir nager à la surface. Ce moyen peut servir à démontrer que l'alcool est bien réellement tout formé dans le vin et qu'il n'est pas produit par l'action de la chaleur pendant la distillation.

L'alcool pur brûle avec une flamme pâle à laquelle

beaucoup de substances communiquent des colorations caractéristiques. La baryte et ses sels la colorent en vert pâle, ceux de strontiane en rouge, les sels de cuivre et l'acide borique en vert, la chaux en pourpre, la soude en jaune, etc. Des quantités extrêmement minimes de matière suffisent pour produire ce phénomène.

Propriétés chimiques. L'alcool, sous l'influence des agents chimiques, peut donner des réactions nombreuses dont nous allons examiner les principales.

La vapeur d'alcool forme avec l'oxygène un mélange détonnant qui a permis de faire l'analyse de ce corps au moyen de l'eudiomètre. C'est ainsi du reste qu'a été déterminée la formule $C^4H^6O^2$ qu'on lui assigne généralement aujourd'hui, et qui représente 4 volumes de vapeur.

Au contact de l'air, il peut s'oxyder et passer à l'état d'aldéhyde, d'acide acétique et d'acide carbonique, comme le montrent les équations :

$$C^4H^6O^2 + 2O = C^4H^4O^2 + 2HO$$

aldéhyde.

$$C^4H^6O^2 + 4O = C^4H^4O^4 + 2HO$$

ac. acétique.

$$C^4H^6O^2 + 12O = 4CO^2 + 6HO$$

ac. carbonique.

La transformation du vin en *vinaigre* repose sur une oxydation lente accomplie aux dépens de l'oxygène de l'air et provoquée par la présence de mycodermes (ex.: *torula aceti, mycoderma vini*). L'influence de ces germes, dans certaines circonstances, peut être assez énergique pour transformer directement l'alcool en ses produits ultimes, l'eau et l'acide carbonique (Pasteur).

Les corps poreux, le noir de platine, déterminent aussi l'oxydation lente de l'alcool et la formation de divers produits : acide acétique, aldéhyde, etc.

L'aldéhyde (alcool déshydrogéné), $C^4H^4O^2$, type d'un groupe qui devient chaque jour plus nombreux, peut se produire dans un grand nombre de circonstances, mais on l'obtient le plus ordinairement en traitant l'alcool par un mélange oxydant d'acide sulfurique et de bi-oxyde de manganèse. C'est un liquide incolore, d'une odeur éthérée et suffocante. Il réduit plusieurs sels métalliques, notamment l'azotate d'argent, en produisant un dépôt métallique éclatant. Cette propriété caractéristique de l'aldéhyde a reçu dans l'industrie une application ingénieuse, dans la fabrication des miroirs, des boules panoramiques, etc.

L'oxydation de l'alcool aux dépens de l'oxygène de l'air peut être aussi sollicitée par la présence des alcalis. Une dissolution alcoolique de potasse ou de soude, abandonnée à l'air, à la température ordinaire, acquiert bientôt une odeur repoussante, et, entre autres produits, renferme de l'acide acétique. L'alcool en vapeur que l'on fait passer sur de la soude chauffée à 220° environ, donne aussi de l'acétate de soude; mais il y a en même temps, dans ce cas, dégagement d'hydrogène. Cette réaction diffère donc notablement de la précédente et peut être représentée par l'équation

$$C^4H^6O^2 + NaO,HO = NaO,C^4H^3O^3 + 4H$$

Le chlore, en agissant sur l'alcool plus ou moins étendu, peut former, suivant que la température est plus ou moins élevée ou que l'action est plus ou moins prolongée, de l'aldéhyde, de l'acétal, divers produits chlorés, de l'acétate d'éthyle, du formiate d'éthyle, etc. Mais si l'alcool est anhydre, les phénomènes peuvent être moins complexes. Deux équivalents de chlore lui enlèvent deux équivalents d'hydrogène et le transforment en aldéhyde.

$$C^4H^6O^2 + Cl^2 = C^4H^4O^2 + 2HCl$$

En continuant à faire agir le chlore sur l'alcool, six équivalents de ce gaz entrant dans la réaction forment de l'acide chlorhydrique et un nouveau corps qui a reçu le nom de chloral :

$$C^4H^4O^2 + Cl^6 = \underbrace{C^4HCl^3O^2}_{\text{chloral.}} + 3HCl$$

A son tour le chloral hydraté, en présence des alcalis, donne du chloroforme :

$$C^4HCl^3O^2HO + KO = KO,C^2HO^3 + C^2HCl^3$$

Le brome se comporte avec l'alcool à peu près comme le chlore; il peut produire un corps analogue au chloroforme, et dont la formule est C^2HBr^3, le bromoforme.

L'iode se dissout d'abord et donne une teinture qui, au bout de quelque temps, renferme de l'acide iodhydrique et de l'iodure d'éthyle, ce qui par conséquent oblige de n'en préparer que peu à la fois. Si l'on vient à faire réagir l'iode sur l'alcool en présence de la potasse, on donne naissance à un produit solide, jaune, d'une odeur particulière, non désagréable, l'iodoforme qui, sous l'influence du chlore, se convertit en chloroforme. Ce corps remarquable peut être en effet représenté par la formule C^2HI^3, et regardé par conséquent comme du chloroforme dans lequel les 3 éq. de chlore seraient remplacés par 3 éq. d'iode. L'iodoforme, bien que renfermant les 9 dixièmes de son poids d'iode, n'en a pas la saveur irritante, et mériterait d'être tiré de l'oubli dans lequel on l'a laissé tomber. M. Bouchardat, par la réaction du perchlorure de phosphore sur l'iodoforme, a obtenu le chloroïodoforme C^2HICl^2, et par celle du bisulfure de mercure, le sulfoforme C^2HS^3.

Lorsque la potasse agit sur l'alcool, il y a dégagement d'hydrogène et formation d'alcool potassé ou éthylate de potasse, l'alcool fonctionne donc dans ce cas à la manière d'un véritable acide organique.

Action des acides. — Trois séries de corps peuvent prendre naissance par l'action des acides sur l'alcool :

1° Ceux qui résultent de l'action des acides monoatomiques.

2° Ceux qui dérivent de l'action des acides polyatomiques.

3° Ceux qui sont produits par la destruction à l'aide de la chaleur de certains termes des 2 séries précédentes, notamment de la seconde.

Les acides monoatomiques se comportent avec l'alcool comme ils le feraient avec la potasse hydratée. En effet, la potasse hydratée donne au contact de l'acide azotique de l'azotate de potasse plus 2 équivalents d'eau. De même on peut, avec M. Liebig, considérer l'alcool comme l'hydrate de l'oxyde d'un radical particulier, l'éthyle, et alors l'alcool C^4H^5O,HO en présence de l'acide azotique donne un azotate d'oxyde d'éthyle, c'est-à-dire un éther composé, plus, 2 équivalents d'eau :

$$C^4H^5O,HO + AzO^5,HO = C^4H^5O,AzO^5 + 2HO$$

Toutefois, cet éther azotique ne se produit que lorsque la réaction a lieu au sein d'un mélange réfrigérant (Jules Persoz), ou à la température ordinaire en présence de l'urée, qui détruit l'acide azoteux à mesure qu'il se forme (Millon). En tout autre cas, c'est de l'éther azoteux qui prend naissance.

Tous les acides monoatomiques donnent un seul éther neutre représenté par la formule générale C^4H^5O,A.

Hydracides. — La même analogie existe pour les hydracides. La potasse avec l'acide chlorhydrique, par exemple, donne un équivalent de chlorure de potassium et deux équivalents d'eau ; l'alcool, dans les mêmes circonstances, donne un éther simple, véritable sel haloïde, le chlorure d'*éthyle* avec élimination de deux équivalents d'eau :

$$C^4H^5O,HO + HCl = \underset{\text{Chl. d'éthyle.}}{C^4H^5Cl} + 2HO$$

Acides polyatomiques. — De même que la potasse

sous l'influence d'un acide polyatomique quelconque, l'acide sulfurique S^2O^6 par exemple peut former un sel neutre et un sel acide, de même une molécule d'alcool fournira un composé acide, l'acide sulfovinique :

$$\left.\begin{matrix} C^4H^5O \\ H\ O \end{matrix}\right\} S^2O^6 + 2HO$$

Et deux molécules donneront un éther neutre :

$$\left.\begin{matrix} C^4H^5O \\ C^4H^5O \end{matrix}\right\} S^2O^6 + 2HO$$

Enfin deux molécules de plusieurs alcools différents, par exemple une d'alcool vinique et une d'alcool méthylique forment un éther complexe.

$$\left.\begin{matrix} C^4H^5O \\ C^2H^3O \end{matrix}\right\} S^2O^6$$

Acides viniques. — Lorsqu'un acide polyatomique quelconque s'unit à l'alcool, il y a élimination d'eau et formation d'un acide vinique ; et, si l'on considère l'alcool comme une espèce de base hydratée, on conçoit alors comment la capacité de saturation se trouve diminuée, comme cela a lieu avec une base hydratée, la potasse par exemple. On s'explique aussi comment il se fait que les acides polybasiques seuls soient susceptibles de former des acides viniques.

Les acides viniques sont aussi considérés par quelques chimistes comme des sels *copulés*, c'est-à-dire des composés dans lesquels les propriétés ordinaires de l'acide constituant ont complétement disparu.

Éthers neutres. — Les acides monobasiques se combinent pour la plupart à l'alcool avec élimination de deux molécules d'eau, pour donner des éthers composés, autrement dit, éthers neutres. Les acides polybasiques, pour donner des éthers neutres, se combinent au contraire avec deux, trois, etc. molécules d'alcool et il y a élimination de 4, 6, etc. équivalents d'eau.

Les éthers neutres, en présence des alcalis hydratés ou de l'eau et dans des circonstances convenables, reproduisent l'alcool dont ils dérivent, et leur acide reste combiné à l'alcali. Cette réaction, qui s'opère avec fixation d'un éq. d'eau pour les acides monobasiques et de deux éq. pour les acides biatomiques, rapproche les éthers composés neutres des amides et l'alcool de l'ammoniaque.

Enfin, lorsque les acides monobasiques ou polybasiques sont mis en présence de plusieurs alcools différents, il se produit des éthers doubles ou complexes.

Éther ordinaire. — Au contraire de ce qui a lieu pour l'acide sulfométhylique qui peut se dédoubler très-nettement à chaud en acide sulfurique hydraté et en éther sulfométhylique, l'acide sulfovinique, soumis à l'influence de la chaleur, ne donne pas d'éther sulfoéthylique, mais seulement les éléments de celui-ci : c'est-à-dire le corps $C^4 H^5 O$, improprement appelé *éther sulfurique* qui se dégage, et de l'acide sulfurique $S^2 O^6$ qui reste, en fixant sur lui 2 équivalents d'eau.

La réaction commence vers 126°, mais elle n'est complète et le dédoublement ne s'effectue d'une mamanière très-nette que vers 140°. Au delà, les phénomènes deviennent très-complexes, et il se forme entre autres produits de l'hydrogène bicarboné dont la proportion est d'autant plus forte que la quantité d'acide sulfurique mêlée à l'alcool est plus considérable. Il découle de ces faits que dans la préparation de l'éther ordinaire, les proportions relatives d'acide et d'alcool du mélange éthérifiant sont loin d'être indifférentes, et que, pour obtenir le résultat le plus avantageux, il importe d'élever rapidement la température à + 140° et de l'y maintenir. L'éther ainsi obtenu constitue un produit commercial qui ne doit être employé en médecine qu'après avoir été rectifié. Il renferme, en effet, de l'eau, de l'acide sulfureux, de l'acide sulfovinique, etc., dont on le prive en l'agitant d'abord avec de l'eau et le distillant ensuite sur de la chaux vive, avec laquelle on l'a laissé en contact pendant deux jours.

L'éther médicinal doit être neutre et ne laisser, après son évaporation, aucune odeur désagréable.

Parfaitement anhydre et privé d'alcool, il a une densité de 0,723 à + 12° cent.; il entre en ébullition à + 35°6.

En 1846, M. Jackson a reconnu ses propriétés anesthésiques. Il était employé avant comme calmant, soit inhalé, soit pris à l'intérieur, sous forme de potions ou en sirop. Le chimiste Bucquet, l'un des collaborateurs de Lavoisier, prenait, dit-on, par jour, jusqu'à un litre d'éther pour calmer les douleurs que lui causait un squirrhe, dont il est mort.

Parmi les nombreux éthers simples ou composés que l'alcool peut produire, l'éther sulfurique est à peu près le seul employé. L'éther acétique l'est très-peu, et quant aux éthers chlorhydrique, azoteux et iodhydrique, qu'on a eu la pensée d'introduire dans la thérapeutique, l'extrême volatilité des premiers et l'odeur assez désagréable du dernier en rendent l'emploi peu praticable.

Constitution de l'alcool. — Les considérations précédentes, et plus particulièrement celles qui se rapportent à l'action des acides sur l'alcool, ont conduit les chimistes à donner sur la constitution de ce corps des théories assez divergentes.

En effet, pour MM. Dumas et Boullay l'alcool devrait être envisagé comme un bi-hydrate d'hydrogène bicarboné dont la formule serait $C^4H^4 2HO$.

Dans cette théorie, l'éther est un monohydrate d'hydrogène bicarboné, les éthers simples haloïdes, des combinaisons du même gaz avec les hydracides, les éthers composés et les acides viniques, des sels neutres ou acides dont l'hydrogène bicarboné serait la base.

M. Liebig, et avec lui les chimistes allemands, ont considéré l'éther comme étant l'oxyde d'un radical particulier, l'éthyle C^4H^5. L'alcool, dans cette hypothèse, est un hydrate d'oxyde d'éthyle; les éthers obtenus avec les hydracides, des chlorures, brômures, iodures, cyanures, etc., d'éthyle; les acides viniques des sels acides, et les éthers composés des sels neutres. De sorte que, lorsque l'on fait agir l'un sur l'autre, dans des conditions convenables, l'acide sulfurique hydraté et l'alcool, une portion de cet acide s'empare de la moitié des éléments de l'eau que contient ce dernier, si l'on admet la théorie française; de la totalité, si l'on admet la théorie allemande; et le monohydrate d'hydrogène bicarboné ou l'oxyde d'éthyle anhydre, résultant de cette deshydratation partielle ou complète, se combine avec une autre portion d'acide sulfurique, pour donner naissance à de l'acide sulfovinique, bisulfate de monohydrate d'hydrogène bicarboné de M. Dumas, bisulfate d'oxyde d'éthyle de M. Liebig, lequel sous l'influence de la chaleur se dédoublerait en acide sulfurique et en éther. Mais M. Williamson, par une série d'expériences intéressantes sur la production continue de l'éther sous l'influence d'une même quantité d'acide, s'est trouvé conduit à donner de l'éthérification une théorie toute différente, et qui viendrait appuyer les idées de l'école chimique dite des unitaires à l'égard de la constitution de l'alcool.

Pour M. Williamson la production de l'éther serait le résultat de deux doubles décompositions qui s'accompliraient successivement, la première, entre une molécule d'acide sulfurique et une molécule d'alcool pour donner naissance à de l'acide éthylsulfurique (sulfovinique) et à de l'eau.

$$\begin{matrix} HO \\ HO \end{matrix} S^2O^6 + \begin{matrix} C^4H^5O \\ H\ O \end{matrix} = \begin{matrix} C^4H^5O \\ H\ O \end{matrix} S^2O^6 + \begin{matrix} HO \\ HO \end{matrix}$$

La seconde, s'effectuant entre l'acide éthylsulfurique formé et une nouvelle molécule d'alcool, aurait pour effet de produire de l'éther et de régénérer l'acide sulfurique.

$$\underset{\text{ac. éthylsulfur.}}{\begin{matrix} C^4H^5O \\ H\ O \end{matrix} S^2O^6} + \underset{\text{alcool.}}{\begin{matrix} C^4H^5O \\ H\ O \end{matrix}} = \underset{\text{ac. sulfur.}}{\begin{matrix} HO \\ HO \end{matrix} S^2O^6} + \underset{\text{éther.}}{\begin{matrix} C^4H^5O \\ C^4H^5O \end{matrix}}$$

Logiquement déduite d'expériences nombreuses et positives, et défendue par un très-grand nombre de chimistes éminents, la théorie de M. Williamson nous paraît être aujourd'hui la plus acceptable. Mais nous ferons remarquer toutefois que la théorie allemande à reçu de M. Frankland, en 1849, un nouvel appui par la découverte du radical l'éthyle, et que M. Berthelot, de son côté, en opérant en 1860 la synthèse directe de l'alcool par la fixation de l'eau sur l'hydrogène bicarboné, semble à son tour avoir donné raison à la théorie française.

En résumé, l'alcool pourrait être regardé ou bien comme un corps binome comparable, au point de vue de sa constitution, à une double molécule d'eau $\left.\begin{matrix} C^4H^5 \\ H \end{matrix}\right\} O^2$ ou bien comme un monohydrate d'oxyde d'éthyle $C^4H^5O.HO$ ou enfin comme un bi-hydrate d'hydrogène bicarboné $C^4H^4,2HO$.

Action des sels. — Les chlorures de calcium, d'aluminium, d'antimoine, d'étain, l'azotate de chaux, de magnésie, donnent avec l'alcool des combinaisons définies, mais qui ont peu de stabilité.

Des fulminates prennent naissance par l'action des azotates d'argent et de mercure.

Le chlorure de zinc donne un composé, qui se décompose par la chaleur et dégage des quantités considérables d'éther C^4H^5O. A + 200°, cette combinaison fournit deux carbures d'hydrogène : l'un qui bout à 100° a pour formule C^8H^7 ; l'autre a pour formule C^8H^9 et n'entre en ébullition qu'à 300°. La somme de ces deux carbures représente l'hydrogène bicarboné (Masson).

A + 60° dans un tube fermé, l'alcool mélangé de chlorhydrate d'ammoniaque s'éthérifie complétement. A + 400° divers produits prennent naissance, notamment du chlorhydrate d'éthylamine.

Plusieurs autres composés réagissent aussi sur l'alcool plus ou moins profondément, tels les fluorures de bore et de silicium, le bichlorure de platine, etc.

Enfin l'hypochlorite de chaux, en agissant sur l'alcool, fournit l'un des médicaments aujourd'hui les plus employés, le chloroforme.

Le chloroforme peut se produire lorsque l'on traite par l'hypochlorite de chaux divers alcools, le sucre, les fécules, la cellulose, etc. Mais le plus ordinairement il s'obtient par l'action de ce sel en grand excès sur l'alcool. La réaction a lieu à 90°, mais avant d'atteindre cette température l'hypochlorite se décompose déjà en partie et perd de l'oxygène qui se dégage. D'abondantes vapeurs à odeur fortement chlorée, qui apparaissent ensuite, semblent indiquer que l'alcool n'est pas étranger lui-même aux réactions qui précèdent la production du chloroforme. Ce dernier distille tout à coup à 90°, et telle est l'abondance de son dégagement qu'il s'en perdrait une grande partie si le réfrigérant n'offrait pas une très-grande surface. Si l'on opère dans un appareil en verre, au moment où le chloroforme se dégage on voit se former un abondant dépôt d'hydrate de chaux. En prolongeant l'ébullition on n'obtient que fort peu de chloroforme, mais il distille de l'eau chargée d'un produit chloré qui, ajouté aux matériaux d'une seconde opération, en élève un peu le rendement (M. Joulie). Si l'on cherche à exprimer ces faits par une équation, on trouve que celle qui paraît le mieux en rendre compte est la suivante :

$$\underset{\text{Alcool.}}{C^4H^6O^2} + \underset{\text{Hypochlorite de ch.}}{4\,CaO\,ClO} = \underset{\text{Chloroforme.}}{C^2HCl^3} + \underset{\text{Formiate de chaux.}}{C^2HO^3CaO} + \underset{\text{Chlor. calcique.}}{CaCl} + \underset{\text{Chaux.}}{2\,CaO} + \underset{\text{Eau.}}{4\,HO}$$

Toutefois cette équation n'est applicable qu'à une faible portion des produits mis en présence. Si en effet la totalité de l'alcool se dédoublait en chloroforme et acide formique on devrait obtenir pour un éq. d'alcool $=46$, un éq. de chloroforme $=118$, tandis que dans la pra tique l'on ne dépasse guère le tiers ou la moitié de l'alcool employé. Le chloroforme ainsi préparé contient de l'eau, de l'alcool, de l'acide chlorydrique, du chloral, et surtout un produit chloré (Mialhe et Soubeiran) qu'il est particulièrement important d'éliminer.

Pour le purifier de tous ces corps étrangers, il suffit de le laver avec un peu d'eau, puis de le distiller au bain-marie après macération préalable, sur du carbonate de potasse sec. Le chloroforme pur a une odeur franche et agréable, ne trouble pas l'eau, ne se colore pas en présence des nitrosulfures lorsqu'il est privé d'alcool (Roussin). Il entre en ébullition à 60°,8 ; sa densité est 1,480 à + 18° cent.

Synthèse de l'alcool. — Jusqu'à ces derniers temps l'alcool proprement dit n'avait pas d'autre origine que celle que nous lui avons assignée.

Déjà on avait reconnu, il est vrai, que les éthers composés pouvaient donner naissance à l'alcool, bien qu'il ne le continssent pas tout formé ; mais, comme ces produits dérivent eux-mêmes de l'alcool, on accomplissait ainsi un cercle de réactions qui ramenait en réalité au point de départ et le sucre demeurait toujours le vrai générateur de l'alcool.

C'est récemment que M. Berthelot est parvenu à faire la synthèse de l'alcool vinique et de quelques autres par des procédés particuliers :

« Si l'on prend, dit M. Berthelot, de l'oxyde de carbone, c'est-à-dire une substance purement minérale ; et si, par le concours du temps et des affinités ordinaires, on combine cet oxyde de carbone avec les éléments de l'eau, on obtient ainsi un premier composé organique, l'acide formique. Cet acide, combiné avec une base minérale, engendre un formiate qui, détruit par la chaleur, donne lieu à des carbures d'hydrogène. Par ce procédé ou par des méthodes analogues peuvent s'obtenir le gaz des marais, le gaz oléfiant, le propylène, etc.

Les carbures d'hydrogène, ainsi obtenus, deviennent à leur tour le point de départ de la synthèse des alcools. Avec le gaz des marais et l'oxygène, on forme l'alcool méthylique; avec le gaz oléfiant et les éléments de l'eau, on forme l'alcool ordinaire; avec le propylène et les éléments de l'eau, on forme l'alcool propylique, etc.

USAGES DIVERS DE L'ALCOOL.

Comme agent thérapeutique, comme dissolvant, et par la propriété qu'il possède de s'opposer au développement des fermentations, l'alcool, à des degrés de concentration qui varient selon les cas, peut intervenir dans l'obtention, la composition et la conservation d'un grand nombre de médicaments.

Dans quelques préparations, ce liquide sert uniquement de dissolvant et pour ainsi dire d'intermédiaire; mais, le plus souvent, on le voit faire partie intégrante et constituer l'excipient des médicaments qu'il fournit, ajoutant ainsi ses propriétés thérapeutiques à celles des principes qu'il fait entrer en dissolution.

Le nombre des cas dans lesquels l'alcool peut être employé comme agent de dissolution, de précipitation, de séparation des corps, est incalculable; le nombre des médicaments dont il est le véhicule est assez restreint, et se borne en effet aux alcoolés, aux alcoolatures, et aux alcoolats.

Les alcoolés, les alcoolatures et les alcoolats sont des solutés officinaux qui ont pour véhicule l'alcool et pour base une ou plusieurs substances médicamenteuses d'origine ordinairement végétale.

Alcoolés ou *teintures alcooliques.* — La nature des substances et celle des principes actifs qu'elles renferment peuvent, dans la préparation des alcoolés, apporter des modifications dans le degré de concentration de l'alcool, ainsi que dans le mode opératoire.

L'alcool est employé à trois degrés divers : à 86° pour les matières grasses ou résineuses; à 56° pour les substances qui renferment des matières sucrées, gommeuses ou extractives plus spécialement solubles dans l'eau; enfin à 80°, c'est-à-dire moyennement concentré, lorsqu'il s'agit de dissoudre divers principes solubles, les uns dans l'eau, les autres dans l'alcool, les gommes-résines par exemple.

Le Codex prescrit l'emploi de 4 parties d'alcool pour 1 de base; mais M. Personne a constaté qu'à l'exception d'un petit nombre de substances pour lesquelles cette proportion d'alcool suffit, savoir : le quinquina, la gentiane, le séné, l'aconit, la ciguë et la belladone, le rapport de 1 : 5 doit être préféré.

Par exception, ce rapport est diminué pour les substances très-actives ou peu solubles dans l'alcool : il est d'un huitième pour la teinture de cantharides, d'un douzième pour la teinture d'iode et pour celle d'extrait d'opium, d'un seizième pour la teinture de succin.

Le mode opératoire aussi est loin d'être indifférent. Les teintures des substances entièrement solubles dans l'alcool, comme le camphre, les résines, les baumes, pourront être obtenues par simple solution. En tout autre cas, on aura recours à la macération et elle devra durer au moins huit jours.

La lixiviation, en prenant toutefois la précaution de tasser convenablement les substances dans l'appareil, afin d'éviter les fausses voies, donnerait, il est vrai et en beaucoup moins de temps, des solutions plus chargées. C'est là un fait constaté depuis longtemps, et que les expériences entreprises dans le sein de la Société de pharmacie en vue de la révision du Codex, ont de nouveau démontré, notamment pour les fleurs, les feuilles et les racines. Néanmoins, comme l'usage facultatif de deux procédés opératoires donnant des résultats différents, pourrait présenter, spécialement pour les teintures très-actives, celles de noix vomique, de cantharides, par exemple, des inconvénients graves ; malgré les sérieux avantages que ce mode opératoire peut offrir d'ailleurs, il convient de le rejeter tant qu'il n'aura point été adopté et prescrit par notre formulaire légal.

Parmi les alcoolés, nous ferons rentrer les alcools

acidulés ou acides alcoolisés, connus sous les noms d'*eau de Rabel*, d'*esprit de nitre dulcifié*, etc.

L'alcool nitrique s'obtient en mélangeant 1 partie d'acide azotique à 34° avec 3 parties d'alcool à 85°. Il est employé en potions, en tisanes à la dose de 2 à 4 grammes.

L'alcool sulfurique renferme également 1 partie d'acide sulfurique à 66° et 3 parties d'alcool à 85°. Il sert de même à la préparation de limonades acidules.

Les limonades minérales, plus encore que les limonades végétales, ne peuvent être administrées pendant longtemps sans déterminer des douleurs d'estomac qui obligent de les suspendre; elles peuvent aussi agacer et attaquer les dents. On obvie un peu à ce dernier inconvénient en les sucrant fortement et aussi en les faisant boire aux malades à l'aide d'une pipette.

Au lieu d'indiquer en poids la quantité d'acide qui doit entrer dans ces différentes boissons, on peut, pour éviter les erreurs dans les formules, l'exprimer par ces mots : *ad gratam aciditatem*.

L'alcool étant un liquide éminemment conservateur, les teintures alcooliques constituent des préparations en général peu altérables. Néanmoins un grand nombre d'entre elles, sinon toutes, sont susceptibles d'éprouver, avec le temps, des modifications diverses qu'il n'est pas toujours facile de préciser.

Presque constamment les altérations qui se manifestent en vieillissant se bornent à des changements de couleur que favorise l'action de la lumière, et à la précipitation d'une partie des matières primitivement dissoutes.

Avec le temps, la teinture d'ambre gris laisse déposer un peu d'ambréine et de matière résinoïde noire;

La teinture de safran, de la matière colorante (polychroïte), laquelle, d'abord dissoute à la faveur de l'huile volatile qui l'accompagne, finit par s'en séparer et par se précipiter;

La teinture de quinquina, du rouge cinchonique; la teinture d'écorces d'oranges, de l'hespéridine plus ou moins régulièrement cristallisée.

D'autres fois cependant, des altérations profondes se font apercevoir.

L'alcool nitrique acquiert peu à peu une odeur prononcée de pommes de reinette, qu'il doit à la formation d'une petite quantité d'éther azoteux, il s'y produit en même temps des acides acétique, oxalique, oxhalhydrique, et de l'oxyde d'azote qui se dégage.

L'alcool sulfurique, après avoir d'abord formé de l'acide sulfo-vinique; fournit plus tard de l'éther et, par une suite de réactions plus complexes, divers produits parmi lesquels figure l'acide oxalique.

La teinture d'iode, pour peu qu'elle ait le contact de la lumière, s'acidifie; de l'acide iodhydrique s'y développe.

A l'air, la teinture de protochlorure de fer, par le report de tout le chlore sur une portion du fer, et par l'oxygénation du fer réduit, donne naissance à une combinaison de peroxyde et de perchlorure de fer qui se précipite (Le Canu).

Pour prévenir autant que possible leur altération, il faut enfermer les teintures dans des flacons susceptibles d'être très-hermétiquement fermés, que l'on remplit complétement et que l'on conserve au frais à l'abri de la lumière.

Alcoolatures. — M. Béral a donné le nom d'alcoolatures à des préparations que le Codex avait eu le tort de confondre avec les teintures alcooliques proprement dites, la plupart d'entre elles étant beaucoup plus actives que ces dernières et ne pouvant leur être substituées impunément.

Les alcoolatures se préparent par deux procédés : l'un consiste à extraire le suc des plantes, à le mêler sans le clarifier avec de l'alcool fort (88°), et après quelques jours, à filtrer pour séparer les matières insolubles. L'autre consiste à faire agir l'alcool, non plus sur le suc des plantes, mais sur la plante contusée. Cette méthode doit être préférée, parce qu'elle donne des produits toujours plus semblables, le marc que laisse l'extraction du suc retenant en proportion variable des principes qu'il est bon de dissoudre dans l'alcool. Du reste, pour ces préparations, la macération, l'expression et la filtration successives sont le seul mode opératoire auquel on puisse avoir recours (Soubeiran).

La proportion d'eau existant dans les plantes pouvant être fort variable, les alcoolatures, quel que soit le procédé qu'on ait suivi, constituent toujours des préparations infidèles. Il ne faut donc, en général, n'avoir recours à cette forme pharmaceutique que lorsque les plantes sont susceptibles de perdre leurs propriétés par la dessiccation. De plus, elles ne doivent être délivrées que sur prescriptions spéciales.

Alcoolats. — Par sa distillation sur des matières susceptibles de laisser tout ou partie de leur substance se volatiliser, l'alcool fournit des liquides incolores que les pharmacologistes désignent aujourd'hui sous le nom d'alcoolats.

Les alcoolats portaient autrefois et portent encore quelquefois aujourd'hui les noms de baumes, eaux, esprits, gouttes, etc. Mais ces dénominations diverses, dit M. Le Canu, ayant le double inconvénient de faire supposer entre les médicaments auxquels on les applique des différences qui n'existent pas et par contre, entre eux, et d'autres médicaments désignés aussi sous les noms de baumes, d'esprits, de gouttes, d'essences, des analogies de composition qui n'existent pas davantage, il serait à souhaiter qu'elles fussent abandonnées.

Les alcoolats sont obtenus au bain-marie. On emploie à leur préparation tantôt des matières fraîches, tantôt des matières sèches; les unes et les autres doivent être préalablement divisées pour que l'alcool les pénètre plus facilement, et on les laisse macérer pendant quelque temps, pour faciliter la dissolution des principes aromatiques, qui ensuite passent plus facilement à la distillation (Codex). Quelques plantes, comme le raifort, le cresson et d'autres crucifères, ne contenant pas leur essence toute formée, il importe, après les avoir contusées, de les abandonner quelque temps à elles-mêmes dans un bain-marie couvert avant de les soumettre à la macération dans l'alcool.

Les alcoolats sont simples lorsqu'ils ont pour base une seule substance. Ex. : les alcoolats de cannelle, de citron, etc., composés, s'ils renferment les principes de plusieurs substances. Ex. : l'alcoolat de Fioraventi.

Comme pour les teintures, on emploie de l'alcool à trois degrés de concentration : à 80° pour les alcoolats simples et les alcoolats composés de cochléaria et de fioraventi ; à 56° pour l'alcoolat vulnéraire, à 80° pour l'alcoolat de citrons composé.

Bien que la distillation s'opère au bain-marie, les alcoolats présentent au moment où ils viennent d'être préparés une odeur empyreumatique particulière, qui en altère la suavité, mais dont ils se débarrassent avec le temps. On peut leur enlever promptement cette odeur en les maintenant pendant quelque temps à la température de 0°.

La constitution des alcoolats semble avoir beaucoup d'analogie avec celle des eaux distillées, mais n'est pas mieux connue. Ce sont des médicaments moins altérables que les teintures, et qui ne doivent leurs propriétés qu'à l'alcool et à la proportion plus ou moins forte de l'huile volatile qu'ils renferment.

Les alcoolats les plus employés sont, parmi les composés : les alcoolats de citron composé (eau de Cologne) de fioraventi, de cochléaria composé (alcoolat antiscorbutique), de Garus et l'alcoolat vulnéraire; parmi les simples ceux de citron et de cannelle.

Usages divers. — Les préparations dans lesquelles l'alcool intervient autrement que comme excipient sont, avons nous dit, extrêmement nombreuses. Quelques vins médicinaux, le vin de quinquina, par exemple, sont obtenus en laissant d'abord la substance macérer dans une petite quantité d'alcool pendant vingt-quatre heures, avant de la mettre au contact du vin.

Les extraits alcooliques, sont obtenus, en général, en évaporant dans le vide ou au bain-marie les solutions alcooliques préalablement soumises à la distillation, dans le but de recueillir l'alcool.

Le traitement alcoolique est employé à la préparation des extraits : 1° pour certaines matières dont les parties actives sont spécialement insolubles dans l'eau; 2° pour dissoudre en même temps des principes solubles dans l'eau et des principes solubles dans l'alcool; 3° pour éviter d'introduire dans l'extrait quelques matières que l'eau pourrait dissoudre.

Dans ce dernier cas, on reprend par l'eau l'extrait alcoolique obtenu, et la liqueur filtrée est de nouveau soumise à l'évaporation. Ce procédé est particulièrement usité lorsque les substances renfermant des principes extractifs solubles dans l'eau que l'on veut obtenir, sont accompagnées par des matières gommeuses, amylacées, grasses ou résineuses, qui doivent être éliminées. En traitant les substances d'abord par l'alcool, on fait entrer en dissolution seulement les principes extractifs et les principes résineux; ces derniers sont à leur tour éliminés en reprenant par l'eau.

On utilise le pouvoir dissolvant de l'alcool dans l'extraction des alcaloïdes, des résines, de la mannite, de l'urée, etc., etc.

On s'en sert pour isoler certaines matières qu'il est susceptible de précipiter; telles sont les matières protéiques : l'albumine, la pepsine, la diastase, etc., comme aussi les matières gommeuses, amylacées, etc.

La propriété qu'il a de s'opposer au développement de la fermentation putride le fait employer dans un grand nombre de cas comme agent de conservation C'est ainsi qu'on peut garder des substances organi ques très-altérables dont on ne peut faire usage immédiatement.

C'est en les additionnant d'une quantité suffisante de ce liquide que l'on assure la conservation des solutions aqueuses renfermant des matières facilement altérables, par exemple la solution de gélatine avec laquelle on colle les vins blancs, la présure liquide qui sert à préparer le petit lait, la teinture de tournesol, etc.

C'est aussi à la propriété que l'alcool présente d'arrêter la fermentation alcoolique dans les liquidessucrés, lorsque ceux-ci arrivent à en contenir 15 ou 20 pour 100, que les vins de liqueurs doivent de conserver pour la plupart une proportion plus ou moins notable de sucre.

On réduit le camphre en poudre en le triturant avec quelques gouttes d'alcool, et c'est aussi en agitant dans ce liquide le phosphore qu'on y a fait fondre, et qui ne s'y dissout pas, qu'on peut arriver facilement à obtenir ce dernier corps pulvérisé.

Enfin l'alcool en nature, pur ou dilué peut être pris à l'intérieur ou employé extérieurement.

« Si l'alcool concentré est ingéré dans l'estomac à la dose de 10 à 20 grammes, cet organe devient immédiatement le siége d'une inflammation assez vive; une sensation brûlante s'y fait sentir, une vive excitation s'y manifeste, qui se propage rapidement aux autres organes, et particulièrement au cerveau, ou plutôt au cervelet, suivant les observations de M. Flourens. Lorsque la quantité de l'alcool ingérée est plus considérable, l'inflammation est plus vive et plus durable; l'excitation cérébrale est plus grave, le délire et une sorte de coma se déclarent, et la mort peut même être la suite de l'abus de l'alcool pur, particulièrement chez les personnes qui n'ont pas l'habitude des liqueurs très-alcooliques.

« Lorsque la dose est très-élevée et que la mort est immédiate, on trouve à l'autopsie les signes caractéristiques de l'asphyxie : les organes sont gorgés de sang noir.

« L'alcool ne subit pas d'altération dans l'appareil digestif; les transformations qu'il éprouve dans l'organisme n'ont lieu que dans le torrent circulatoire. Sous l'influence de l'oxygène apporté par la respiration, il se produit de l'aldéhyde, de l'acide acétique et de l'acide carbonique. » (M. Bouchardat.)

Extérieurement, l'alcool peut être employé au pansement des plaies, à l'application des bandages dextrinés, du caustique de Vienne, etc.

Alcool méthylique

$C^2H^4O^2$

Le bois soumis à l'action de la chaleur, dans des appareils distillatoires, donne naissance à des produits très-divers qui se volatilisent en même temps que du charbon reste pour résidu.

Les matières condensées dans les récipients constituent deux couches distinctes, l'une formée par des substances goudronneuses diverses, l'autre sous-jacente, qui renferme surtout de l'eau, de l'acide acétique, et environ le vingtième du poids de ce dernier d'un liquide spiritueux découvert en 1812, par Ph. Taylor, qui lui donna le nom d'*esprit de bois*.

MM. Dumas et Péligot qui, les premiers, ont reconnu dans ce liquide les proprétés fondamentales de l'alcool, le considèrent comme le bi-hydrate d'un hydrogène carboné C^2H^2 auquel ils donnent le nom de *méthylène*, et lui assignent pour formule $C^2H^2 2HO$. Dans la théorie allemande exposée précédemment, l'alcool méthylique devient au contraire un monohydrate d'oxyde de méthyle C^2H^3O,HO.

Pour obtenir l'alcool méthylique, on soumet le

liquide aqueux qui provient de la décomposition du bois et qui est formé essentiellement d'eau, d'acide acétique, d'acétone et d'alcool méthylique, à une seconde distillation, en recueillant seulement le premier dixième du produit. On traite ce produit de seconde distillation d'abord par la chaux, qui s'empare de l'eau et de l'acide acétique, et l'on redistille enfin au bain-marie sur du chlorure de calcium. L'esprit de bois contracte avec le chlorure de calcium une combinaison qui résiste à la température à laquelle l'acétone peut se volatiliser. On mélange donc l'esprit de bois avec le chlorure de calcium; on distille jusqu'à ce qu'il ne se forme plus de produit volatil; on traite ensuite la combinaison du chlorure avec l'esprit de bois par l'eau, qui la décompose; et en distillant de nouveau, on obtient l'alcool méthylique, qui pour être amené à l'état de pureté absolue, doit être distillé et rectifié sur de la chaux.

L'alcool méthylique est un liquide très-fluide, d'une odeur à la fois éthérée et alcoolique, dont la densité diffère peu de celle de l'alcool ordinaire. Il est soluble en toute proportion dans l'eau, l'alcool et l'éther. C'est de tous les homologues de l'alcool celui dont le point d'ébullition est le moins élevé. Il bout à + 65°, 5; et seul, s'écarte ainsi notablement de la loi de l'équidistance des points d'ébullition que présentent, selon la remarque de M. Hermann Kopp, tous ses congénères.

De même que, sous l'influence de l'oxygène, l'alcool se transforme en acide acétique $C^4H^4O^4$, l'esprit de bois, dans les mêmes circonstances, produit un acide correspondant, l'acide formique $C^2H^2O^4$.

L'esprit de bois forme avec les alcalis concentrés, des dissolutions qui brunissent au contact de l'air. Cette réaction importante permet de constater la présence, même en faible proportion, de l'esprit de bois dans l'alcool.

En distillant un mélange de volumes égaux d'acide sulfurique et d'esprit de bois, on obtient un gaz qui purifié par la potasse de l'acide carbonique et de l'acide sulfureux avec lesquels il est mélangé, constitue l'éther méthylique C^2H^3O, correspondant à l'éther ordinaire. Ce gaz est soluble dans l'eau, l'alcool et l'acide sulfurique concentré. Il peut se combiner directement à l'acide sulfurique pour former l'éther méthylsulfurique, liquide pesant, huileux, volatil à 188°. Cet éther peut aussi se produire en distillant un mélange, en proportions convenables, d'acide sulfurique et d'alcool méthylique, au contraire de ce qui a lieu avec l'alcool ordinaire qui, dans ce cas, ne donne point d'éther éthylsulfurique.

L'acide azotique exerce aussi une action remarquable sur l'alcool qui nous occupe : tandis que, en présence de cet acide, l'alcool, à la température ordinaire donne de l'éther azoteux, et ne peut former d'éther azotique qu'en faisant intervenir l'urée pour empêcher l'acide azoteux d'agir ; au contraire l'alcool méthylique donne, dans ce cas et avec la plus grande facilité, de l'éther méthylnitrique.

En chauffant à une douce chaleur un mélange de

2 parties de sel marin, 1 partie d'esprit de bois et 3 d'acide sulfurique concentré, on obtient un gaz qui peut être recueilli sur l'eau, qui est incolore, d'une odeur éthérée, d'une saveur sucrée, d'une densité de 1,736, et brûlant avec une flamme blanche au milieu et verte sur les bords. La composition de ce gaz est celle du chlorure de méthyle. Soumis à l'action du chlore et sous l'influence des rayons solaires, il change successivement tout son hydrogène pour des quantités équivalentes de chlore. Lorsque la substitution de l'hydrogène par le chlore se borne à 2 molécules, on a le chloroforme. (Malaguti.)

Les hypochlorites agissent sur l'alcool méthylique à peu près comme sur l'alcool ordinaire, et le chloroforme est aussi un des principaux produits de la réaction. Néanmoins on ne doit pas, dans la préparation de ce médicament, les substituer l'un à l'autre. En effet le chloroforme obtenu avec l'esprit de bois présente toujours une odeur un peu désagréable qui rappelle celle du corps qui l'a produit. L'alcool méthylique, il est vrai, peut être obtenu pur et sans odeur désagréable par des procédés indirects, notamment par la distillation d'un mélange d'eau et d'oxalate de méthyle (Vœhler), et dans ce cas donnerait peut-être un excellent produit; mais l'alcool qui provient de la distillation du bois présente toujours une légère odeur d'empyreume dont il est impossible de le priver d'une manière absolue. Pour lui enlever le plus possible son odeur, le meilleur procédé consiste à l'agiter avec un cinquième d'huile d'olive que l'on sépare ensuite par décantation.

Du reste, l'alcool méthylique peut, comme l'alcool ordinaire, produire des éthers simples et composés, des éthers doubles, des acides correspondants aux acides viniques. En somme l'histoire chimique de l'alcool méthylique présente la plus grande ressemblance avec celle de l'alcool ordinaire et il suffit de remplacer par la pensée dans la série des dérivés de ce dernier la molécule C^4H^4, par la molécule C^2H^2, pour avoir la série des dérivés de l'alcool méthylique.

Alcool amylique.

$C^{10}H^{12}O^2$

En soumettant à la distillation le liquide alcoolique qui résulte de la fermentation de la fécule de pomme de terre, des mélasses de betterave, du marc de raisin, etc., on fabrique dans le commerce des quantités considérables d'eaux-de-vie communes, qui doivent surtout leur odeur plus ou moins désagréable à un produit liquide, dont on ne peut les priver que très-difficilement. Ce produit fétide fut d'abord trouvé dans l'esprit de fécule par Scheele, qui l'appela huile de pommes de terre. Aujourd'hui, il est rangé dans la classe des alcools, sous le nom d'alcool amylique ou hydrate d'amyle. MM. Cahours et Balard ont fait connaître les points les plus importants de son histoire chimique.

Pour le préparer, on met à part les derniers produits de la distillation des eaux-de-vie de marc et de fécule, dès qu'ils passent laiteux. On agite ce produit brut avec de l'eau; on décante le liquide huileux surnageant; on le distille sur du chlorure de calcium; et, par une ou deux nouvelles distillations, on arrive à l'avoir pur, en ne recueillant toutefois que les produits dont le point d'ébullition est à + 132°.

C'est un liquide incolore, très-fluide, d'une odeur forte, désagréable, d'une saveur âcre et brûlante, s'enflammant difficilement, d'une densité de 0,818, peu soluble dans l'eau et miscible à l'alcool, à l'éther, aux huiles volatiles, et, comme ces dernières, tachant le papier d'une manière fugitive; solide à — 20; bouillant à +132°, lorsqu'il est pur (M. Cahours). Il est lévogyre; mais on en trouve quelquefois des échantillons impurs, qui sont sans action sur le plan de polarisation de la lumière (Pasteur).

Sous l'influence de l'air, et surtout au contact du noir de platine, il se convertit promptement en un acide correspondant aux acides acétique et formique, et qui a d'abord été obtenu avec la racine de valériane, où, d'ailleurs, il semble ne pas exister tout formé : l'acide valérianique ou valérique $C^{10}H^{10}O^4$.

L'alcool amylique chauffé à + 220° avec la chaux potassée, se convertit aussi en acide valérianique et il y a dégagement d'hydrogène

$$C^{10}H^{12}O^2 + KO,HO = C^{10}H^9O^3,KO + 4H$$

L'acide valérianique ou plutôt les valérianates de fer, de zinc, de quinine ont acquis dans ces derniers temps une certaine importance en médecine comme antispasmodiques.

A froid, une solution, même très-concentrée de chlorure de zinc semble n'exercer aucune action sur l'alcool amylique ; mais à chaud, le mélange des deux corps s'effectue et donne un liquide homogène qui peut fournir à la distillation plusieurs produits que leurs points d'ébullition très-différents rendent assez facilement séparables (M. Balard). Le plus volatil passe surtout à + 60°, c'est l'amylène $C^{10}H^{10}$; vers + 160°, on obtient un autre liquide, d'odeur légèrement camphrée le paramylène, ayant pour formule $C^{20}H^{20}$, enfin, entre 240 et 280 un troisième composé d'une odeur aromatique, très-agréable, également polymère du premier, comme lui homologue du gaz oléfiant. M. Bauer en a de plus trouvé un qnatrième, et a proposé de désigner ces deux hydrocarbures sous les noms de triamylène et tétramylène. Mais M. Wurtz, en reprenant tout récemment cette étude, a reconnu que la réaction du chlorure de zinc sur l'alcool amylique pouvait donner beaucoup d'autres hydrocarbures polymères entre eux et autant d'hydrures correspondants, et homologues de l'hydrure d'amyle, dont il avait déjà signalé la présence dans l'amylène. M. Wurtz a déjà trouvé les termes compris entre l'amylène et le diamylène (paramylène de M. Balard), savoir : l'hexylène, l'heptylène, l'octylène, le nonylène ; mais il pense qu'une série pareille est à découvrir entre le diamylène et le triamylène et peut-être au delà.

L'amylène que pendant un moment on a employé comme anesthésique peut encore être obtenu en distillant un mélange d'acide sulfurique et d'alcool amylique ou en chauffant dans un tube scellé à la lampe l'iodure d'amyle avec un amalgame de zinc.

L'amylène constitue un liquide incolore, très-fluide, d'une odeur particulière rappelant un peu celle des choux pourris ; il bout à + 35⁰ et brûle avec une flamme blanche. Sa vapeur est absorbée rapidement et d'une manière complète par l'acide sulfurique anhydre et le per-chlorure d'antimoine.

Comme les autres alcools, l'alcool amylique est susceptible de former une série de composés extrêmement nombreux dont l'énumération serait ici dèplacée.

Le groupe des éthers amyliques nous fournit néanmoins quelques produits curieux qui méritent d'être citer et qui sont connus sous les noms d'essences de poires, de pommes, de fraises, d'ananas, etc.

L'origine de ces parfums est un fait digne de remarque, en ce sens qu'ils sont produits par l'alcool amylique dont l'odeur est infecte et quelques fois même par l'action sur celui-ci de corps à odeur non moins désagréable. Ainsi l'essence de pommes, par exemple, est un éther composé de l'alcool amylique et de l'acide valérianique (éther amylvalérique). — Les confiseurs, en Angleterre surtout, font un grand usage de ces essences pour aromatiser leurs produits ; et l'une d'elles dont l'odeur rappelle le bouquet des eaux-de-vie de bonne qualité, se trouve dans le commerce sous le nom d'essence de *Cognac*.

Glycérine

$C^6 H^8 O^6$

La glycérine, découverte en 1779 par Scheele, reprise et remise en lumière par M. Chevreul en 1813, a été, dans ces derniers temps, de la part de M. Berthelot l'objet de nouveaux travaux qui démontrèrent sa véritable constitution.

La glycérine provient de la préparation de l'emplâtre simple, de la fabrication des savons et de celle des bougies stéariques. Elle est toujours, dans ces divers cas, un produit secondaire de la saponification des corps gras. Dans les savonneries, cette séparation de la glycérine des acides auxquels elle est combinée est effectuée par la soude; dans les fabriques de bougies stéariques, par la chaux, par l'acide sulfurique ou par la vapeur surchauffée.

Par ce dernier moyen dû à M. Wilson on peut obtenir des quantités considérables de glycérine pure et parfaitement incolore. Il suffit pour cela de concentrer la partie aqueuse du produit qui distille lorsqu'on soumet, dans des alambics, les corps gras à l'action de la vapeur, à une température de 240 à 250 degrés. Aucun procédé n'est supérieur à celui-là; cependant MM. Frère et Garot, par la purification des eaux mères des savonneries et des fabriques de bougies stéariques, obtiennent aujourd'hui une glycérine parfaitement neutre, incolore et inodore et qui, bien que laissant à la calcination quelques traces de cendres, peut être considérée comme suffisamment pure pour l'usage médical.

Le procédé de M. Campbell Morfit qui consiste à saponifier par la chaux un mélange d'huile et d'axonge sous l'influence de la vapeur, pourrait aussi donner un assez bon produit, mais la glycérine préparée ainsi ne peut, à cause de son prix de revient, soutenir la concurrence.

La glycérine, dans le commerce, se présente assez souvent incolore, inodore, et sans saveur mauvaise, mais souvent aussi elle est plus ou moins colorée, et son odeur et sa saveur sont désagréables. De plus elle peut renfermer de la chaux, du plomb, des sulfates, des chlorures, voire même du chlore que, d'après M. Dalpiaz on emploierait dans quelques fabriques d'Angleterre pour l'obtenir complétement incolore.

La glycérine pure doit être sans action sur les réactifs colorés, elle ne doit pas donner de précipités avec l'azotate d'argent, l'azotate de baryte, l'hydrogène sulfuré ni l'oxalate d'ammoniaque. On reconnaîtrait qu'elle renferme de l'acide butyrique, en en traitant une petite quantité par un mélange d'alcool et d'acide sulfurique qui donnerait naissance à de l'éther butyrique reconnaissable à son odeur.

Elle pourrait être falsifiée par du sirop de fécule, du miel, du glucose, matières dont la présence serait décelée par la potasse caustique qui à l'ébullition les colorerait en brun. Le polarimètre pourrait aussi dans ce cas être employé. Il démontrerait également l'existence du sucre de canne.

Le plus ordinairement, elle est seulement un peu colorée et un peu odorante, et on peut la purifier assez facilement par le procédé suivant: On ajoute à 4 p. de glycérine 1 p. d'eau et 1 p. de noir animal lavé à l'eau aiguisée d'acide chlorhydrique; on laisse en contact pendant 24 heures en agitant de temps en temps; on filtre et on évapore au bain-marie à 28 degrés.

La glycérine pure se présente sous la forme d'un liquide sirupeux, incolore, inodore à froid, franchement sucré, neutre et incristallisable, d'une densité de 1,28 à + 15°, et dans ce cas renfermant 12 p. 100 d'eau. Insoluble dans l'éther, les huiles fixes et les essences, elle se mêle en toutes proportions à l'eau et à l'acool, et ces mélanges sont comme elle dépourvus de pouvoir rotatoire.

Comme le fait pressentir sa formule, son pouvoir dissolvant est intermédiaire à celui de l'eau et à celui de l'alcool: elle dissout très-facilement le brome, les iodures de soufre, de potassium, de zinc, de fer; les chlorures alcalins, les chlorures de zinc, de fer, les sulfures alcalins, le cyanure de mercure, l'émétique, le tannin, le sucre, le miel, la gomme. Elle dissout moins bien le deuto-chlorure de mercure, les alcaloïdes, l'iode, le soufre et le phosphore. Enfin elle ne dissout pas du tout le calomel, les iodures de mercure, l'iodure de plomb, les résines; et elle n'est point miscible au sulfure de carbone, au chloroforme, à la benzine, à l'éther, aux huiles fixes ou volatiles.

Sa grande solubilité dans l'eau la rend hygrométrique. Dissoute dans ce liquide, elle en abaisse le point de congélation. Pure, elle distille sans décomposition à + 280°, mais si elle est impure ou si la température est plus élevée, elle produit un corps particulier, l'acroléine

$$C^6H^8O^6 - 4HO = \underbrace{C^6H^4O^2}_{\text{acroléine.}}$$

Le chlore et le brome donnent avec la glycérine des dérivés par substitution.

Bases. — La glycérine forme avec la baryte, la strontiane et la chaux, des combinaisons solubles dans l'eau qui ne sont point précipitées par l'acide carbonique.

Chauffée à une douce chaleur avec de l'hydrate de potasse, elle se convertit en formiate et en acétate de potasse avec dégagement d'hydrogène.

Acides. — Les acides monobasiques tels que : les acides acétique, butyrique, stéarique, etc., peuvent former des corps gras neutres : acétines, butyrines, stéarines, etc., qui renferment pour un équivalent de glycérine 1, 2 et 3 équivalents d'acide. La tributyrine, la tristéarine et la trioléine sont identiques avec les corps gras neutres naturels correspondants. (Berthelot.)

Les acides polybasiques tels que les acides sulfurique, phosphorique, tartrique s'y combinent pour donner des acides glycéri-sulfurique, glycéri-phosphorique, etc. (Pelouze, Desplats). L'acide phosphoglycérique existe sous la forme d'une combinaison particulière dans le cerveau et le jaune d'œuf (Gobley).

Avec l'acide phosphorique anhydre elle donne à chaud une grande quantité d'acroléine.

L'acide oxalique ne s'y combine pas mais, fait remarquable, se dédouble en acides formique et carbonique. (Berthelot.)

Les acides chlorhydrique, bromhydrique, iodhydrique sont absorbés en abondance par la glycérine avec dégagement de chaleur. A + 100°, on obtient des composés neutres : les chlorhydrines, les bromhydrines, l'iodhydrine.

Traitée par un mélange d'acide sulfurique et nitrique, la glycérine à une très-basse température donne un liquide jaune, la nitro-glycérine. (Sobrero.) Ce produit, d'après MM. Field et Baker Edwards, aurait les propriétés thérapeutiques de la strychnine.

L'acide nitrique employé seul et à la température ordinaire transforme la glycérine en acides glycérique et oxalique.

Les iodures de phosphore en agissant sur la glycérine ne produisent pas d'iodhydrine et n'agissent pas à la manière des bromures, chlorures du même métalloïde. Ils donnent de l'éther allyliodhydrique C^6H^5I, (propylène iodé) et une petite quantité de propylène (M. Berthelot). Réaction qui établit des points de contact entre la glycérine, les essences sulfurées naturelles et les alcools proprement dits.

La glycérine réduit le bichromate de potasse et l'acide chromique, ainsi que le permanganate de potasse. Dans des conditions spéeiales, elle peut, quoique difficilement, subir la fermentation alcoolique.

Synthèse de la glycérine. — M. Wurtz est parvenu à faire la synthèse de la glycérine, en traitant l'iodure de propylène C^6H^5I, d'abord par le brome pour le transformer en tribromure de propylène, et en faisant agir sur celui-ci de l'acétate d'argent dissous dans l'acide acétique. Il se produit alors du bromure d'argent et de la triacétine

$$\left.\begin{matrix} C^6H^5 \\ (C^4H^3O^2)^3 \end{matrix}\right\} O^6$$

qui saponifiée par l'eau de baryte donne naissance à la glycérine $C^6H^8O^6$.

Applications. — Il y a dix ans tout au plus la glycérine était une substance à peu près sans usages. On la considérait seulement comme un produit curieux, méritant par ses propriétés singulières de fixer hautement l'attention des chimistes ; mais on ne soupçonnait pas assurément l'importance qu'elle devait bientôt acquérir en médecine et dans l'industrie.

Déjà des essais tentés par des médecins d'Angleterre et d'Amérique avaient donné quelques heureux résultats ; mais ces succès étaient encore à peine connus, lorsque M. Cap, en 1854, dans un mémoire qu'il lut à l'Académie de médecine, appela vivement l'attention sur les avantages que l'on pourrait retirer de l'emploi de ce corps dans les diverses branches de l'art médical. Dans ce premier travail, M. Cap, outre qu'il signalait les propriétés physiques et chimiques de la glycérine, indiquait un procédé nouveau d'extraction de ce liquide et rapportait en sa faveur quelques observations empruntées à la pratique de plusieurs médecins, MM. Trousseau, Cazenave, etc.

Quelques temps après, MM. Cap et Garot étudièrent le pouvoir dissolvant de la glycérine et furent amenés à la considérer comme un excipient précieux, susceptible de fournir plusieurs formes médicamenteuses nouvelles. A peu près à cette époque, un chirurgien distingué des hôpitaux de Paris, M. Demarquay, encouragé par les succès qu'il avait obtenus de l'usage de la glycérine dans une épidémie de pourriture d'hôpital, s'adonna, avec un zèle et une ardeur qui depuis n'ont fait que s'accroître, à l'étude de ce médicament, et, par une série d'expérimentations nombreuses, contribua pour la plus large part à en vulgariser l'emploi.

Grâce à ces efforts persévérants et grâce aux expériences qui se poursuivirent dans la plupart des services de chirurgie, la consommation de la glycérine s'accrut chaque jour. En 1854, époque à laquelle eurent lieu les premiers essais, la quantité dépensée dans les hôpitaux de Paris a été environ de 25 kilogrammes. En 1859, elle a atteint le chiffre de 800 et quelques kilogrammes; dans l'année qui vient de s'écouler, la consommation s'est élévée pour les divers établissements hospitaliers à plus de 1,500 kilogrammes.

La glycérine possède, avons-nous dit, une composition élémentaire intermédiaire entre celle de l'eau et celle de l'alcool, et cette composition lui donne un pouvoir dissolvant également moyen entre les pouvoirs dissolvants de ces deux liquides. Sous ce rapport, la glycérine comme excipient présente de très-grands avantages. C'est là le point intéressant sur lequel ont insisté particulièrement MM. Cap et Garot et qui leur a suggéré l'idée de préparer un nouveau genre de solutions officinales, les *Glycérolés*.

En outre, la Glycérine étant liquide, incristallisable et inaltérable à l'air, peut efficacement intervenir dans la conservation des matières organiques animales ou végétales, mais on peut en tirer un parti plus grand encore en chirurgie dans le pansement des plaies.

Glycérolés. — Les médicaments obtenus avec la glycérine comme excipient sont appelés glycérolés. Les glycérolés sont liquides ou solides: on désigne aujourd'hui ces derniers sous le nom de *Glycérats*. On a imaginé des formules de glycérolés de toute sorte pour gargarismes, collyres, injections etc. Mais, de toutes les solutions médicamenteuses de glycérine, celles qui sont appelées à rendre à la thérapeutique les plus éminents services sont les glycérolés solides ou liquides par lesquels pourraient être remplacés les différents médicaments: liniments, pommades, onguents, etc., employés extérieurement.

A cet égard on ne peut que partager l'opinion de M. Demarquay et souhaiter avec lui que la commission du nouveau Codex veuille bien prendre en considération les propriétés de la glycérine opposées aux inconvénients des corps gras et la leur substituer, autant que faire se pourra, dans les diverses préparations officinales où ils entrent comme excipients.

La glycérine en nature a été employée en médecine à la conservation du vaccin, au pansements de diverses sortes de plaies, au traitement des maladies de la peau, des engelures, des fissures du mamelon, des maladies des yeux, de certaines affections de l'appareil auditif, et aussi à l'intérieur dans le traitement de la phthisie, de la dysentérie, etc...

M. le professeur Robin a été conduit à regarder la glycérine comme le meilleur véhicule à employer dans l'étude microscopique des élémens des tissus : aucun, suivant lui, ne possède au même degré la propriété de les pénétrer et de les imbiber molécule à molécule de manière à rendre évidents des détails de structure qui sans elle auraient passé inaperçus.

Elle rend transparentes les fibres des tissus musculaire et cellulaire et la subtance amorphe des bourgeons charnus. Elle agit de même sur les éléments glandulaires et sur les os frais ; et c'est grâce à elle que M. Robin a pu, dans ces derniers organes, étudier les ostéoplastes. Elle resserre les globules sanguins sans les déformer; puis, si le contact est suffisamment prolongé, elle les rend plus minces, les pâlit et finit par les dissoudre. Enfin elle modifie aussi plus ou moins profondément les globules du pus, les cellules épithéliales ainsi que les principes graisseux qui peuvent se rencontrer dans les divers éléments anatomiques.

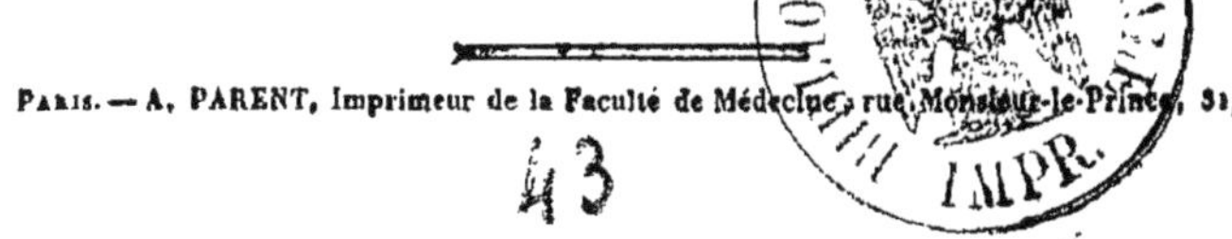

Paris. — A. Parent, Imprimeur de la Faculté de Médecine, rue Monsieur-le-Prince, 31,

www.ingramcontent.com/pod-product-compliance
Ingram Content Group UK Ltd.
Pitfield, Milton Keynes, MK11 3LW, UK
UKHW020325220726
13923UKWH00003B/1382